Abebe Ferede

Efeito da deficiência de micronutrientes da BCC no crescimento da criança

Abebe Ferede

Efeito da deficiência de micronutrientes da BCC no crescimento da criança

ScienciaScripts

Imprint

Any brand names and product names mentioned in this book are subject to trademark, brand or patent protection and are trademarks or registered trademarks of their respective holders. The use of brand names, product names, common names, trade names, product descriptions etc. even without a particular marking in this work is in no way to be construed to mean that such names may be regarded as unrestricted in respect of trademark and brand protection legislation and could thus be used by anyone.

Cover image: www.ingimage.com

This book is a translation from the original published under ISBN 978-620-2-07011-9.

Publisher:
Sciencia Scripts
is a trademark of
Dodo Books Indian Ocean Ltd. and OmniScriptum S.R.L publishing group

120 High Road, East Finchley, London, N2 9ED, United Kingdom
Str. Armeneasca 28/1, office 1, Chisinau MD-2012, Republic of Moldova, Europe
Printed at: see last page
ISBN: 978-620-8-24484-2

AGRADECIMENTOS

Gostaria de expressar os meus agradecimentos à Universidade de Arsi por ter disponibilizado o orçamento para o projeto de investigação no terreno. A minha gratidão especial vai também para a Dra. Muluemebet Abera e para a Professora Tefera Belachew pela sua constrição e paciência, que me guiaram na elaboração deste livro. Por último, agradecemos à pessoa grata "L. Radina" pela sua apreciável motivação que me levou a elaborar este livro.

ÍNDICE DE CONTEÚDOS

ABBREVAIÇÕES

AOR	Adjusted Odd Ratio
BCC	Behavior Change Communications
CDC	Centres for Disease Control and Prevention
CI	Confidence interval
CSA	Central Statistic Agency
DHS	Demographic Health Survey
ENA	Essential nutrition action
ENA Software	Emergency nutrition analysis
FANTA	Food and Nutrition Technical Assistance
HAZ	Height for Age Z-score
Ht	Height
IYCF	Infant Young Child Feeding
MN	Micronutrient
MNDs	Micronutrient Deficiencies
MNs	Micronutrients
MUAC	Mid-Upper Arm Circumference
MUIC	Mid-Urine-Iodine-Concentration
PPM	Parts Per Million
RCT	Randomized Control Trial
SD	Standard division
SPSS	Statistical Package for Social Science
UNICEF	United Nations Children's Fund
WAZ	Weight for Age Z-score
WH O	World Health Organization
WHZ	Weight for Height Z-score
Wt	Weight

RESUMO DA PROPOSTA

Os micronutrientes são essenciais para a manutenção da vida e para um funcionamento fisiológico ótimo. A nível mundial, as carências de micronutrientes (MND) afectam sobretudo as crianças dos 6 aos 59 meses de idade. As carências de ferro e de iodo são as mais comuns e contribuem para um crescimento deficiente, especialmente associado a deficiências das funções psicomotoras e cognitivas, complicações perinatais e aumento do risco de morbilidade e mortalidade. A comunicação sobre a mudança de comportamentos em matéria de micronutrientes é um instrumento que permite orientar as mães e os prestadores de cuidados para o crescimento e o desenvolvimento dos seus filhos. Também é útil para os profissionais de saúde identificarem comportamentos específicos relacionados com o crescimento das crianças. A regulação da temperatura imediatamente após o nascimento, o aleitamento materno e a alimentação complementar são factores importantes para a sobrevivência, o crescimento e o desenvolvimento das crianças no início da vida. Embora as populações de estudo tenham sido as mesmas entre os diferentes estudos, a maioria deles centrou-se na deteção de deficiências, especialmente de iodo e ferro. A determinação dos comportamentos que predizem a deficiência de micronutrientes e o efeito da modificação desses comportamentos é muito importante para o controlo e a prevenção das deficiências de ferro e iodo. Este estudo de acompanhamento também identifica os comportamentos positivos que reforçam a ingestão adequada de micronutrientes. Os comportamentos que precisam de ser melhorados serão promovidos através de BCC a longo prazo para uma ingestão adequada de micronutrientes no agregado familiar e ajudam a capacitar as comunidades para se tornarem mais auto-suficientes na ingestão de micronutrientes.

Objetivo: O objetivo deste estudo é determinar a deficiência de micronutrientes e o efeito da BCC na ingestão de micronutrientes e no crescimento de crianças com idades compreendidas entre os 6 e os 59 meses na zona montanhosa de Arsi, Oromiya, Etiópia.

Métodos: Será efectuado um ensaio aleatório controlado de base comunitária para determinar o efeito da BCC na ingestão de micronutrientes e na alteração do crescimento das crianças. O estudo de base irá recrutar 1200 crianças com idades compreendidas entre os 6 e os 59 meses de 1200 agregados familiares nas áreas do Planalto Central com amostragem aleatória simples e sistemática. Será utilizado um questionário sobre alimentação materna BCC, preparação de alimentos complementares e utilização de micronutrientes. Será recolhido um biomarcador válido e fiável para o iodo do sal a nível do agregado familiar, o nível de Hb para a deficiência de ferro e o teste de concentração média de iodo na urina para a deficiência de iodo, métodos antropométricos para o estado de crescimento das crianças. Os dados recolhidos serão introduzidos com o epi info versão 7 e transferidos para o

SPSS versão 20, que será utilizado para regressões logísticas binárias e multivariáveis e para o software R para determinar o padrão de crescimento dentro do indivíduo e entre indivíduos ao longo do tempo e serão utilizados modelos lineares de efeitos mistos.

Palavras chave: Planalto Central, Micronutrientes, Crianças dos 6 aos 59 meses, Randomização

CAPÍTULO 1

INTRODUÇÃO

1.1: Antecedentes

O papel dos micronutrientes no crescimento das crianças tem um objetivo muito vasto, que vai da promoção da saúde à cura de doenças, do crescimento físico ao desenvolvimento mental e à otimização das funções fisiológicas [Zimmermann MB, 2012]. As deficiências de micronutrientes (MNDs) existem em crianças com menos de 6 a 59 meses de idade com o maior risco. As deficiências de ferro, iodo, folato, vitamina A e zinco são as mais comuns, e todas elas contribuem para um crescimento deficiente, deficiências intelectuais, complicações perinatais e aumento do risco de morbilidade e mortalidade (Kennedy, G et al. 2007). Especialmente as deficiências de iodo e ferro estão associadas a deficiências no desenvolvimento psicomotor e nas funções cognitivas [Black RE. 2014].

O ferro tem potencial para a função imunitária e endócrina, sendo também fundamental para um crescimento ótimo e para a função cognitiva. Embora as quantidades necessárias sejam muito pequenas, a carência de ferro é a causa da anemia, que suscita a maior preocupação em termos de saúde pública devido aos vastos impactos negativos na saúde e à diminuição da capacidade de trabalho, além de perturbar o funcionamento ótimo dos sistemas endócrino e imunitário [Regan L. Bailey et al. 2015].

A deficiência nutricional mais comum que afecta milhares de milhões de pessoas no mundo é a deficiência de ferro e 47,4% da população em idade pré-escolar é anémica [OMS/CDC. 2008]. A carência de ferro, com ou sem anemia, é, por conseguinte, uma grave consequência para a saúde das crianças pequenas, aumentando o risco de mortalidade perinatal, atraso no desenvolvimento mental e físico, consequências comportamentais negativas, redução da função auditiva e visual e diminuição do desempenho físico [Algarin C et al.2003] e alguns dos efeitos negativos são também irreversíveis e podem levar a um fraco desempenho escolar, à redução da capacidade de trabalho físico e à diminuição da produtividade numa fase posterior da vida [Iannotti LL et al. 2006].

Um estudo de tendências mostra que a anemia era de 74% (65-81) na África Oriental e que a anemia grave era de 10,2% (7,7-12,6) no ano de 1995 e diminuiu para 55% (50-59) **e 2*5% (l*8-3*6), respetivamente, até** 2011 (Gretchen A Stevens, et al. 2013). Um estudo realizado em crianças dos 6 aos 59 meses de idade no norte da Etiópia indicou que 37,3% das crianças eram anémicas e que as crianças com idades compreendidas entre os 6 e os 23 meses eram as mais afectadas [Gebremedhin

Gebreegziabiher et al. 2014].

A primeira infância é um período fundamental de crescimento e desenvolvimento. As crianças pequenas têm mais probabilidades de voltar a sofrer maus-tratos do que as crianças de outras idades (casey.org, 2013). Com esse entendimento, há tanto oportunidades quanto motivos de preocupação.

A eficácia da BCC para dar prioridade a alimentos disponíveis localmente, culturalmente aceitáveis, nutricionalmente adequados, apropriados para a idade e pós de micronutrientes que são adicionados aos alimentos locais durante este período da primeira infância e quanto mais cedo ocorrerem, melhor podem prevenir e mitigar danos a longo prazo. A idade entre os 6 e os 59 meses é um período de desenvolvimento crítico que requer tempo para se alarmar com o bem-estar da criança.

No entanto, vários estudos centraram-se na prevalência do desenvolvimento de deficiências de micronutrientes em crianças em idade escolar que, após o tempo de correção do crescimento e desenvolvimento da criança, desapareceram. A determinação do efeito das principais deficiências de micronutrientes relacionadas com o crescimento de crianças de tenra idade com medições repetidas dentro do indivíduo e entre indivíduos é mais interpretada.

Por conseguinte, os ensaios de controlo aleatório (RCT) investigam o efeito da BCC na ingestão de micronutrientes sobre o padrão de crescimento das crianças e o efeito das intervenções com ferro e iodo sobre o crescimento das crianças. Espera-se que os resultados dêem início a mais estudos no nosso país e em todo o mundo para melhorar o crescimento das crianças. .

1.2: **Declaração do problema**

Situação das carências de micronutrientes na população, particularmente no Sudeste Asiático e em África 41 a 99% das crianças sofrem seriamente de carências importantes de micronutrientes (vitamina A, iodo, ferro ou zinco) [Ramakrishnan, U, 2002]. Dos principais micronutrientes, o iodo é essencial para o crescimento e o desenvolvimento. As carências de iodo são um dos principais problemas de saúde pública e mais de 2 mil milhões de pessoas no mundo, a maioria das quais nos países em desenvolvimento, sofrem de um consumo inadequado de iodo.

Em 2013, mais de 35 milhões de recém-nascidos estavam desprotegidos das consequências para toda a vida dos danos cerebrais associados à deficiência de iodo [UNICEF, 2013]. As piores consequências são para o feto e a criança em desenvolvimento, levando à morte, complicações na gravidez e atraso mental irreversível (Dunn JT. 2003). Os bebés (<12 meses de idade) são os grupos populacionais com maior risco de deficiência de iodo e têm as maiores necessidades por kg de peso corporal de qualquer grupo etário [Zimmermann MB 2008]. As crianças com menos de 3 anos são consideradas de alto risco para a deficiência de iodo (FAO 2001).

A suplementação de iodo ou de alimentos complementares fortificados com iodo para crianças dos 6 aos 23 meses de idade é recomendada em países onde menos famílias têm acesso a sal iodado ou onde se avalia a viabilidade de aumentar a ingestão de iodo [OMS/UNICEF, 2013]. A OMS e o Instituto de Medicina recomendam uma ingestão entre 110 e 130 mcg para bebés até aos 12 meses de idade e 90 mcg para crianças entre os 1 e os 5 anos de idade [FAO, 2001] A Etiópia foi incluída em sete dos 10 principais países africanos com deficiência de iodo e com o maior número de crianças em idade escolar com ingestão insuficiente de iodo em 2011. É urgentemente necessário um esforço acelerado para obter informações actualizadas sobre a nutrição com iodo no país, especialmente os dados relativos aos 6-59 meses de idade, que frequentemente são restritos e se concentram apenas em crianças em idade escolar, que são um grupo de teste conveniente de vários grupos populacionais vulneráveis num país [**Pieter Jooste, et al. 2014**].

Na Etiópia, em 2011, estimava-se que 66 milhões de pessoas estavam desprotegidas contra a carência de iodo e que não mais de 20% dos agregados familiares tinham sal iodado. De acordo com o relatório da base de dados da OMS, a Etiópia tem uma história mais longa de elevada prevalência de bócio total na população, variando entre 33 e 78% entre 10 pessoas com menos de 35 anos de idade [Base de dados global da OMS sobre deficiência de iodo]. Com efeitos mais significativos na saúde pública, o papel do iodo na nutrição humana tem sido altamente negligenciado [**Pieter Jooste, et al. 2014**].

Os micronutrientes são o fator ambiental adaptável mais poderoso que pode ser direcionado **para reduzir o peso da doença ao longo de toda a vida de um indivíduo.** No entanto, as zonas montanhosas estão carregadas de elevada pluviosidade, o que aumenta o escoamento dos micronutrientes que se encontram no topo do solo. O iodo, o ferro e o selénio são os três principais nutrientes importantes para o crescimento e o desenvolvimento das crianças, mas, atualmente, a sua menor disponibilidade aumenta o risco de deficiências.

Como recomendação global de saúde pública, os bebés devem ser amamentados exclusivamente durante os primeiros seis meses de vida para atingirem um crescimento, desenvolvimento e saúde óptimos. Posteriormente, para satisfazer as suas necessidades nutricionais em constante evolução, os bebés devem receber alimentos complementares seguros e nutricionalmente adequados, enquanto a amamentação continua até aos dois anos de idade ou mais. Estima-se que estas duas intervenções, por si só, evitem quase um quinto da mortalidade de crianças com menos de cinco anos nos países em desenvolvimento (Edmond, 2006). Estima-se que o aleitamento materno exclusivo, em particular, evite potencialmente 1,4 milhões de mortes por ano entre as crianças com menos de cinco anos, de entre os cerca de 10 milhões de mortes anuais [Jones G. 2003].

Os principais comportamentos desenvolvidos no programa doméstico positivo para a ingestão de micronutrientes (MN) que poderiam ser reforçados através da intervenção de Comunicações de Mudança de Comportamento (BCC) e os comportamentos específicos que precisam de ser melhorados para a ingestão de MN também serão identificados através da investigação.

Serão também identificados **os factores que podem "facilitar" a mudança de comportamento relativamente à ingestão de MN e aos alimentos complementares enriquecidos** a promover no programa BCC utilizando alimentos disponíveis localmente e a preços acessíveis, bem como os aspectos que podem afetar a capacidade de mudança de comportamento desenvolvida através de ensaios de orientações participativas que serão incluídos na parte de intervenção deste estudo. O objetivo é melhorar a nossa compreensão das actividades actuais dos programas de educação para a saúde e para a nutrição e identificar pontos focais para a introdução da nossa BCC preventiva sobre a ingestão e intervenção de MN.

Vários trabalhos de investigação no domínio da nutrição e da saúde não preenchem a lacuna existente no que respeita à necessidade de resolver problemas específicos de saúde e nutrição dos grupos de risco. Mais de dez mil estudos centraram-se em grande medida nas DNM das crianças em idade escolar, altura em que as carências de ferro e de iodo se desenvolvem antecipadamente. No entanto, pouco se sabe sobre as influências das carências de micronutrientes no início da vida no crescimento das crianças, especialmente em países de baixo e médio rendimento [**Stein AD. et al. 2010**]. Este estudo centra-se nas crianças de tenra idade que correm o maior risco de sofrer de MND e determina as MND na fase inicial de desenvolvimento para que o seu efeito não se torne irreversível para as crianças. Os estudos de acompanhamento determinam as deficiências na linha de base e avaliam a mudança do **crescimento das crianças** pequenas **com a intervenção ao longo do tempo é vantajoso para a criança individual, para a** comunidade e mais para a nação.

Por conseguinte, este estudo aplicará um RCT baseado na comunidade para determinar as deficiências de micronutrientes e o efeito das comunicações de mudança de comportamento na ingestão de micronutrientes e no crescimento de crianças com idades compreendidas entre os 6 e os 59 meses no Planalto Central da Etiópia, por diferentes razões: as crianças com idades compreendidas entre os 6 e os 59 meses são o grupo de maior risco de falha de crescimento ou de crescimento retardado, falta de bases para o desenvolvimento cognitivo, atraso mental e mortalidade elevada.

1.3: Importância e beneficiários

É obrigatório aumentar as Comunicações de Mudança de Comportamento (BCC) positivas sobre a ingestão de micronutrientes (MN) para o crescimento saudável das crianças em idade precoce na comunidade. Através deste período experimental, a comunidade será informada sobre a principal importância e efeito das deficiências de micronutrientes (MNDs). Este estudo aumentará a consciencialização das mães e dos prestadores de cuidados para o crescimento dos seus filhos através da CMN BCC. A comunicação entre as comunidades de investigação sobre a BCC sobre a ingestão de MN e MNDS irá aumentar.

Esta investigação fornecerá dados fiáveis para preencher a lacuna de informação sobre a população infantil. O estudo produzirá novos dados que não estão disponíveis para referência e intervenção. Os decisores políticos e os programadores de intervenção podem utilizar diferentes tipos de intervenção integrados e sustentáveis para a população estudada e para o país. O estudo produz antecipadamente novos dados que fornecem referência e intervenção causais e factoriais. Os decisores políticos e os programadores de intervenções podem utilizar diferentes tipos de intervenções integradas e sustentáveis para a população estudada e para o país.

CAPÍTULO 2

REVISÃO DA LITERATURA

2.1 : Visão geral das carências de micronutrientes (MND) em crianças dos 6 aos 59 meses de idade Os micronutrientes (MN) são expressos como vitaminas e minerais que são suficientes em quantidades mínimas para a função fisiológica e para a saúde e vitalidade dos seres humanos. As carências de micronutrientes (MND) podem ter consequências nefastas importantes para a saúde, contribuindo para o comprometimento do crescimento, da competência imunitária, do desenvolvimento mental e físico e para resultados reprodutivos fracos nas crianças, que nem sempre podem ser revertidos por intervenções nutricionais [**Ramakrishnan, U. 2002, Viteri, F.E. and Gonzalez, H. 2002**]. Estima-se que os distúrbios mentais causam 1,1 milhões dos 3,1 milhões de mortes de crianças que ocorrem todos os anos como resultado da subnutrição [Black et al. 2013].

Do ponto de vista da saúde pública, a malnutrição por micronutrientes (MNM) é uma preocupação não só porque um grande número de pessoas é afetado, mas também porque a MNM, sendo um fator de risco para muitas doenças, pode contribuir para taxas elevadas de morbilidade e mesmo de mortalidade. Calcula-se que as carências de micronutrientes sejam responsáveis por cerca de 7,3% do peso global da doença, estando as carências de ferro e de vitamina A entre as 15 principais causas do peso global da doença [Organização Mundial de Saúde, 2002].

Os minerais iodo e ferro foram **identificados como estando entre os** factores **de risco de saúde mais graves do mundo** e estas deficiências de micronutrientes são mais prevalentes nas populações dos países em desenvolvimento [Black RE., 2014]. Tanto as carências de iodo como de ferro **afectam pelo menos um terço da** população **mundial**, a maioria da qual se encontra nos países em desenvolvimento [OMS e FAO, 2006]. De um modo geral, as carências de micronutrientes em iodo e ferro estão associadas a diferentes deficiências cognitivas, especialmente nas crianças, e impedem-nas de atingir o seu potencial físico e intelectual [Black RE., 2014]

2.2 . Deficiência de ferro e crescimento das crianças

Em particular, a deficiência de ferro (DI) nas crianças está também associada a um desenvolvimento físico e mental deficiente. Além disso, as perturbações cognitivas podem ser causadas pela DI sem anemia [Black MM, 2003]. A anemia por deficiência de ferro (ADF) está associada a um desenvolvimento psicomotor deficiente, o que faz com que a capacidade de atenção, a inteligência e as funções de perceção sensorial **das crianças** sejam as mais citadas, bem como as relacionadas com as emoções e o comportamento [Tamura T. ,et al.,2002].

A deficiência de ferro é a mais prevalente e estima-se que pouco mais de 2 mil milhões de pessoas sejam anémicas. De acordo com os dados de mortalidade da OMS, cerca de 0,8 milhões de mortes (1,5% do total) podem ser atribuídas à deficiência de ferro todos os anos. Em termos de perda de vida saudável, expressa em anos de vida ajustados por incapacidade (DALY), a anemia por deficiência de ferro resulta em 25 milhões de DALY perdidos (ou 2,4% do total global). De acordo com o relatório da OMS, a prevalência da anemia em África é estimada em 244 milhões (46%) [OMS, 2002].

Até há vinte anos, a ID com anemia afectava 45% das crianças com menos de 5 anos nos países em desenvolvimento [Grantham-McGregor SM, Ani CC, 1999]. De acordo com as fontes da base de dados global da OMS, atualmente a prevalência da ADF em crianças dos 6 aos 59 meses excede os 46% em países selecionados da África Oriental e Austral. Entre os países africanos, o Uganda lidera com 72,6% [UDHS 2007] e o Malawi com 625% [MDHS, 2011]. No entanto, uma análise das tendências da anemia indica que, na África Oriental, a tendência da anemia entre as crianças com 659 meses de idade diminuiu de 74% (65-81) em 1995 para 55% (50-59) em 2011 [Gretchen A Stevens, et al., 2013].

Em sentido inverso, foi indicada uma redução significativa da prevalência da anemia em 7% nos países desenvolvidos e, atualmente, estima-se que afecte 2%-6% das crianças europeias, devido ao reforço dos alimentos enriquecidos e à utilização de suplementos que contribuíram para essa redução, entre outros factores [Sanchez Brevers A. Monografia Sobre la, 2013].

A relação entre a deficiência de ferro e o crescimento das crianças não está claramente definida, mas muitos estudos transversais prevêem uma elevada prevalência de anemia por deficiência de ferro em crianças com menos de 5 anos. Um estudo efectuado no Japão sugere que a deficiência de ferro infantil tem uma elevada probabilidade de ocorrer durante o período de crescimento rápido, dos 2 meses aos 6 meses de idade [Hiroko **KODAMA, 2004], mas este estudo não pôde incluir** a associação do crescimento **das crianças** à sua identificação. No entanto, poucos estudos controlados investigaram o efeito da ADF, e o efeito do tratamento com ferro, no crescimento de crianças com ADF. Destes estudos, Aukett et al. mostraram que o tratamento da ADF com ferro oral para crianças estava associado a um aumento significativamente maior da velocidade do peso em comparação com o controlo [Aukett MA, et al.,1986]. Muitos dos relatórios concordam que a deficiência de ferro não tratada pode afetar o crescimento e o desenvolvimento de uma criança [Mayo Clinic, 2016]

Na Etiópia, a prevalência da anemia está a aumentar de tempos a tempos nas crianças dos 6 aos 59 meses. A tendência da anemia neste grupo etário era de 54% em 2005, 44% em 2011 e 56% em 2016. A partir de um estudo limitado, um estudo realizado nos distritos de Kilte Awulaelo, no norte da Etiópia, indica que cerca de 37,3% das crianças eram anémicas [Gebremedhin G ebreegziabiher,2014]. Houve poucos estudos sobre crianças com idades compreendidas entre os 6 e os 59 meses no país e onde as crianças podem sofrer de diferentes deficiências de micronutrientes, mas não associaram o crescimento das crianças e a IDA.

2.3 Deficiência de iodo

A carência de iodo afecta 1,8 mil milhões de pessoas, com lesões cerebrais nos recém-nascidos, redução da capacidade mental e bócio, e em África 260 milhões de pessoas têm uma ingestão insuficiente de iodo. As carências de iodo podem causar perturbações mentais e danos físicos nas crianças [Zimmermann MB, 2012]. A deficiência de iodo ocorre em crianças em idade pré-escolar quando a ingestão de iodo fica abaixo dos níveis recomendados /90p.g [OMS, FAO, ICCIDD, 2007]. Em muitas partes do mundo, as dietas das crianças contêm micronutrientes insuficientes e as deficiências são generalizadas devido ao consumo reduzido ou à falta de alimentos densos em nutrientes, ao mesmo tempo que a amamentação é a forma ideal de as crianças pequenas obterem micronutrientes essenciais nas suas dietas. As carências de micronutrientes fazem com que milhões de crianças sofram de atraso no crescimento, atrasos cognitivos, imunidade enfraquecida e doenças [UNICEF, 2015].

A carência de iodo é a principal causa de lesões cerebrais evitáveis e de atraso de crescimento nas crianças [OMS, FAO, ICCIDD, 2007]. Os seus impactos mais devastadores ocorrem durante o desenvolvimento fetal e nos primeiros anos de vida de uma criança. Globalmente, 30% da população mundial vive em zonas com deficiência de iodo [Iodine Global Network, www.ign.org]

Uma vez iniciado um programa de iodização do sal, o principal indicador de impacto recomendado é o nível médio de iodo urinário da população, não limitado às crianças mais novas. A sustentabilidade dos indicadores para avaliar se a deficiência de iodo foi eliminada com sucesso e para julgar se os resultados podem ser sustentados e mantidos durante décadas de estudos longitudinais é fundamental. Isto envolve uma combinação de níveis medianos de iodo urinário na população de crianças pequenas, disponibilidade de sal adequadamente iodado a nível doméstico, e um conjunto de indicadores programáticos que são considerados como prova de avaliação de sustentabilidade também importante.

A maioria dos estudos tentou medir a prevalência da DDI com base na taxa de bócio em crianças em idade escolar na fase de desenvolvimento grave da deficiência de iodo. Os estudos centraram-se frequentemente e restringiram-se aos sinais clínicos de deficiência de iodo que se tornam visíveis ou palpáveis, uma vez que se tornam graves para a saúde e o desenvolvimento das crianças.

Não existe nenhum estudo que mostre a deficiência de iodo em crianças dos 6 aos 59 meses de idade, o que permite detetar precocemente a fase de desenvolvimento da deficiência de iodo em relação ao seu crescimento. O cenário para o iodo é menos promissor e não há dados disponíveis sobre crianças mais novas, que são os grupos populacionais mais vulneráveis às DNM num país.

2.4 Riscos da não amamentação e crescimento das crianças

O aleitamento materno (AM) **é uma pedra angular da sobrevivência, da** nutrição e do desenvolvimento precoce das crianças. Isto também é explicado por um estudo observacional realizado no **Gana** que mostrou provas de uma associação causal entre o aleitamento materno precoce e a redução da mortalidade neonatal em bebés jovens [Edmond KM et al.]. Além disso, o contacto imediato pele a pele e a amamentação na primeira hora de vida reduzem significativamente a mortalidade neonatal [Debes, Amanda K., 2013].

O aleitamento materno exclusivo durante os primeiros seis meses de vida promove um crescimento ótimo, o desenvolvimento na primeira infância e a saúde [OMS, 2001]

O AM apoia o desenvolvimento saudável do cérebro, o aumento dos resultados do Q.I. e um melhor desempenho escolar [Eidelman, Arthur I. e Ruth Feldman, 2004]. O AM desde a primeira **hora de vida do bebé** até aos dois anos de idade ou mais tarde protege contra doenças e morte [Debes, Amanda K., 2013]. A amamentação exclusiva também garante a sobrevivência e o desenvolvimento de bebés vulneráveis a bebés prematuros, bebés com baixo peso à nascença e recém-nascidos doentes [Schanler, R. J., 2001].

De acordo com a Lancet Nutrition Series de 2008, estima-se que o aleitamento materno exclusivo evite potencialmente 1,4 milhões de mortes por ano entre as crianças com menos de cinco anos (dos cerca de 10 milhões de mortes anuais) [Black R. et al., 2008].

Apesar dos ganhos impressionantes registados em vários países ao longo da última década, as taxas globais de aleitamento materno registaram apenas progressos lentos desde 1995[UNICEF, 2014]. As práticas de aleitamento materno insuficientes resultaram em mais de 800 000 mortes de crianças com menos de cinco anos de idade em 2011[Black, Robert E., et al, 2013]. **Até à data, apenas 44% dos recém-nascidos do mundo** são amamentados no espaço de uma hora após o nascimento. Ainda menos bebés com menos de seis meses de idade são amamentados exclusivamente. A nível mundial, menos de 40% das crianças com menos de seis meses de idade são alimentadas exclusivamente com leite materno. De acordo com o relatório da UNICEF, em 2015, 38% das crianças obtiveram aleitamento materno exclusivo a nível mundial e 49% na América Latina e Caraíbas, 32% na África Oriental e Austral, 60% e 51%, respetivamente, crianças que iniciaram precocemente o aleitamento materno e crianças que o receberam exclusivamente [UNICEF, 2014].

Por outro lado, os riscos de não amamentar estão a contribuir para o aumento do atraso de crescimento, da emaciação e do crescimento e desenvolvimento deficientes das crianças [Horta, Bernardo L., et al., 2014]. As más práticas de aleitamento materno e a alimentação complementar inadequada desempenham um papel importante na subnutrição, que causa mais de um terço da mortalidade de crianças com menos de cinco anos [Black R. et al., 2008].

De acordo com os relatórios EDHS, na Etiópia, 52% e 58% das crianças com menos de 6 meses de idade são amamentadas exclusivamente em 2011 e 2016, respetivamente. Enquanto as tendências globais das taxas de aleitamento materno permanecem estagnadas, **principalmente devido a poucas mudanças nos** países **mais populosos do mundo**.

2.5 Alimentação dos lactentes e das crianças jovens e seu crescimento

As crianças estão constantemente a crescer, a desenvolver-se e a amadurecer, desde o recém-nascido até ao adulto. Assim, uma dieta nutritiva adequada e equilibrada garantirá que a criança cresça até ao seu potencial máximo de crescimento e também desenvolva uma imunidade forte [OMS, 2010].

Os primeiros 4-6 meses são um período de rápido crescimento e desenvolvimento. O leite materno contém todos os nutrientes necessários durante este período. O aleitamento materno exclusivo deve ser encorajado até aos 6 meses de idade, introduzindo-se depois a dieta de desmame. Os alimentos de desmame devem satisfazer as necessidades em termos de nutrientes. Os pré-escolares estão a crescer rapidamente e têm maiores necessidades energéticas, mas as necessidades proteicas não aumentam muito [OMS, 2010].

Uma alimentação correta na infância garante uma boa saúde na idade adulta. A Comunicação sobre a Mudança de Comportamento (CMC) na ingestão de MN através da otimização da utilização dos alimentos, geralmente entendida como a forma como o corpo aproveita ao máximo os vários nutrientes dos alimentos. As principais mensagens da CMC sobre a ingestão de MN têm como objetivo alterar a alimentação dos lactentes e das crianças jovens (IYCF). As BCC são importantes para promover o aleitamento materno, as melhores práticas, como o início precoce do aleitamento materno exclusivo até aos 6 meses, seguido de aleitamento materno até aos 24 meses com alimentos complementares adequados e suficientes, como forma económica e sustentável de prevenir as DNM nas crianças[].

As crianças que são amamentadas de forma insuficiente ou que sofrem de deficiências de micronutrientes têm muito menos hipóteses de sobreviver do que as crianças bem nutridas. Têm muito mais probabilidades de sofrer de infecções graves e de morrer de doenças comuns da infância, como a diarreia, o sarampo, a pneumonia e a malária. A subnutrição crónica na primeira infância também resulta numa diminuição do desenvolvimento cognitivo e físico, colocando as crianças em desvantagem para o resto das suas vidas (UNICEF 2009).

O "pacote de cuidados para o desenvolvimento infantil" desenvolvido pela UNICEF/OMS em 2009 consiste em recomendações **simples** que os profissionais de saúde podem fazer às famílias para melhorar o crescimento, a saúde e o desenvolvimento das crianças [UNICEF/OMS, março de 2009]. São necessários programas e materiais de BCC e de formação, orientações para a integração dos cuidados para o crescimento e desenvolvimento infantil nos programas e actividades em curso nas unidades de saúde e nutrição e na comunidade; orientações para a adaptação às condições locais; materiais de sensibilização; e um quadro de monitorização e avaliação.

2.6 : Padrão de crescimento da criança

Diz-se que uma criança que cresce dentro dos limites normais para a sua altura e peso está a crescer adequadamente. Durante o 1.º ano de vida, o peso da criança aumenta 3 vezes, a altura 50% e o perímetro cefálico 10 cm, em comparação com o peso à nascença. A taxa de crescimento abranda no segundo ano de vida e, aos 24 meses, a criança tem cerca de metade da sua altura adulta final. Dos 2 aos 5 anos de idade, o peso aumenta apenas 2 kg por ano e a altura aumenta 7-8 cm por ano. A melhoria das práticas de alimentação dos bebés e das crianças pequenas entre os 0 e os 23 meses de idade é, por conseguinte, fundamental para melhorar a nutrição, a saúde, o crescimento e o desenvolvimento das crianças [Paediatric oncall Journal].

Os Padrões de Crescimento Infantil da OMS fornecem um conjunto de ferramentas tecnicamente sólidas que representam a melhor descrição do crescimento fisiológico para crianças com menos de cinco anos de idade. As normas descrevem o crescimento normal da primeira infância em condições ambientais óptimas e podem ser utilizadas para avaliar crianças em todo o lado, independentemente da etnia, do estatuto socioeconómico e do tipo de alimentação. O Estudo Multicêntrico de Referência do Crescimento da OMS (MGRS) foi realizado em resposta a essa aprovação e implementado entre 1997 e 2003 para gerar novas curvas para avaliar o crescimento e o desenvolvimento das crianças em todo o mundo [OMS, 2007]. A ausência de restrições de saúde ou ambientais conhecidas para o crescimento, mães dispostas a seguir as recomendações de alimentação do MGRS (ou seja, amamentação exclusiva ou predominante durante pelo menos 4 meses, introdução de alimentos complementares até aos 6 meses de idade e amamentação parcial continuada até pelo menos 12 meses), nascimento de um único termo e ausência de morbilidade significativa permitem um crescimento e desenvolvimento adjacentes aos Padrões de Crescimento Infantil da OMS (de Onis et al., 2004). No entanto, o crescimento infantil pode ser afetado por vários factores, potencialmente a pobreza (a pobreza pode levar a uma ingestão alimentar deficiente e a um crescimento inadequado) e a subnutrição [Paediatric oncall Journal].

Os padrões de crescimento infantil da OMS para crianças dos 6 aos 59 meses incluem o comprimento/altura para a idade, o peso para a idade, o peso para o comprimento e o peso para a altura, resumidos com a pontuação Z, o teste Q e o valor P são atualmente utilizados [OMS, 2007].

As estatísticas nutricionais importantes das medidas antropométricas das crianças, juntamente com o rastreio dos níveis familiares das principais BCC sobre a ingestão de micronutrientes, incluindo o ferro e o iodo, as práticas de alimentação de bebés e crianças pequenas, incluindo os comportamentos de amamentação, são os principais indicadores do crescimento das crianças.

CAPÍTULO 3

OBJECTIVOS

Objetivo geral: Determinar a deficiência de micronutrientes e o efeito da BCC na ingestão de micronutrientes e no crescimento de crianças de 6 a 59 meses de idade no planalto central da Etiópia

Objectivos específicos:

1. Determinar o estado do sal iodado nos **agregados familiares das crianças** dos 6 aos 59 **meses**
2. Determinar as carências de micronutrientes nas crianças dos 6 aos 59 meses de idade
3. Determinar a prevalência de subcrescimento em crianças dos 6 aos 59 meses de idade
4. **Avaliar o efeito da BCC na ingestão de micronutrientes nos agregados familiares das crianças**
5. **Determinar o padrão de crescimento das crianças** com a suplementação de micronutrientes

CAPÍTULO 4

MÉTODOS E MATERIAIS

4.1: Área de estudo, período e população

Este estudo será realizado de dezembro de 2017 a março de 2018 no planalto central da Etiópia, que inclui uma área com altitude que varia de 2100 a 3000 encontrada perto do planalto de Arsi Bale e na vizinhança da montanha Chilalo. Inclui as ecologias de terras altas de Munesa, Tiyo/Asella, Limuna Bilalo, Tena, Shirka, Digeluna Tijo, Honkolo Wabe, Hetosa e Robe Bulala Woredas). A precipitação e a temperatura históricas da área de estudo, de 1967 a 2008, o intervalo médio da precipitação anual foi de 2200 mm a 2350 mm e o intervalo médio da temperatura máxima diária também variou de 21,5 °C a 23 °C e o intervalo mínimo médio de 10,0 °C a 9,0 °C [Aklilu Mekasha, et al. 2013].

Na zona das terras altas, a camada superficial perde a quantidade e o tipo de micronutrientes que contém devido à erosão e lixiviação e ao fornecimento desequilibrado de nutrientes, o que provoca um declínio da fertilidade do solo [Matson PA, et al.1998]. A disponibilidade ecológica de iodo no solo e na água para ser incorporado pelas plantas e animais utilizados na alimentação é um fator determinante da ingestão humana de iodo [Hetzel B. Iodine-deficiency disorders. 10th ed. London: Churchill Livingstone; 2000]. Nas regiões do mundo pobres em iodo, são necessárias intervenções para prevenir as doenças endémicas por deficiência de iodo.

Trata-se de um fenómeno ecológico natural que ocorre em muitas partes do mundo. A erosão dos solos nas zonas ribeirinhas devido à perda de vegetação resultante do desmatamento para produção agrícola, do sobrepastoreio do gado e do corte de árvores para lenha resulta numa perda contínua e crescente de iodo do solo. As águas subterrâneas e os alimentos produzidos localmente nestas zonas carecem de iodo (OMS, UNICEF, ICCIDD, 2007)

A população total da área de estudo é de 1.500.949 e o número total de crianças com idades compreendidas entre os 6 e os 59 meses é de 181.276 (15% da população total), o que constitui a fonte da população estudada. Estes dados foram obtidos por projeção a partir do relatório da CSA de 2007 e utilizaram a taxa de conversão básica [CSA da Etiópia, 2007]

4.2: Conceção do estudo

Será efectuado um ensaio controlado aleatório individual para determinar o efeito da BCC na ingestão de micronutrientes e na suplementação de ferro e iodo ao longo do tempo no crescimento das crianças. O estudo de base irá recrutar 1200 crianças do planalto central que serão rastreadas entrevistando **o agregado familiar das crianças e medindo o crescimento das crianças** com antropometria

(HFA, WFH e MUAC) e a realização de testes bioquímicos para o teste do sal para o iodo, testes laboratoriais para a deficiência de iodo e nível de hemoglobina) na linha de base para determinar se as crianças sofrem ou não de deficiência de micronutrientes e o impacto sobre o seu crescimento.

Espera-se que a nossa amostragem gere 1200 crianças, que serão distribuídas por igual número de crianças. Cada grupo formado por 600 crianças será atribuído aleatoriamente através do lançamento de uma moeda ao acaso. O Propensity Score Matching (PSM) será utilizado para atribuir proporções semelhantes de rapazes e raparigas; idade infantil, jovem e pré-escolar; pesos e alturas semelhantes. Estas caraterísticas observadas seguem o vizinho mais próximo e permitem a reutilização. Para além disso, os sujeitos são aleatorizados para sequências de tratamentos (1st e depois 2nd ou 2nd e depois 1)st

Um total de 620 crianças serão selecionadas aleatoriamente de entre 1200 crianças e receberão comunicação de mudança de comportamento sobre a ingestão de micronutrientes e suplementos de nutrientes de iodo e ferro serão incluídos no protocolo de intervenção durante 8 meses. O grupo de intervenção será lembrado sobre os comportamentos usando o ditado chave (ponto) do comportamento (por exemplo, apontar para a utilização de sal iodado, fontes de alimentos ricos em ferro e ingestão dos principais micronutrientes. o ditado chave será preparado com figuras apropriadas que convencerão as mães ou cuidadores.

Por conseguinte, o ensaio tem dois braços, intervenção e controlo, ilustrados na Figura 1.

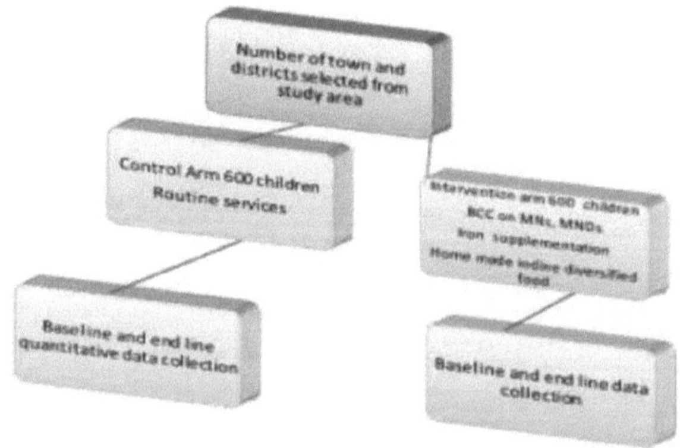

Figura 1: Apresentação esquemática do desenho do estudo sobre MNDs e Efeito do BCC na

ingestão de MN e crescimento de crianças com idade entre 6 e 59 meses no planalto central da Etiópia, 2017.

Um estudo transversal será empregue para os objectivos 1 -4 os dados de base serão utilizados para determinar o estado do sal iodado do agregado familiar e a BCC sobre a ingestão de micronutrientes, determinar as deficiências de micronutrientes e a prevalência de crescimento insuficiente entre as crianças dos 6 aos 59 meses de idade.

Para o objetivo 5, a educação será fornecida sobre a BCC sobre a ingestão de micronutrientes e a suplementação de iodo e ferro versus a intervenção não fornecida sobre a BCC sobre a ingestão de micronutrientes e a suplementação de iodo e ferro será comparada utilizando os seus dados de base e finais, indicando que será utilizada uma conceção de coorte prospetiva. Isto está resumido na tabela 1 abaixo.

Tabela -1: Comunicação de mudança de comportamento (BCC) sobre a ingestão de micronutrientes suplementados com iodo e ferro: Protocolo de intervenção **no ensaio de crianças de 6 a 59 meses no planalto central, Etiópia, 2017.**

Key action	Strategy of intervention	Responsible	Frequency
Educate mothers or care givers • **Micronutrient deficiencies risks and consequences** • **Intake of MN with complimentary food And preparing complementary** • **Iodized salt use in the HH** • **Iron supplementation**	**Posters and leaflet,**	**PI and Group**	**every month**
	Group education at HH level	**PI and Group**	**every month**
	Sensitization and facilitated group discussion	**PI and Group**	**every month**
	Practical Examples	**PI and Group**	**every month**
	Based on RDA	**PI and Group**	**every month**

4.3: Definição dos grupos de intervenção e de controlo

Grupo de intervenção - As crianças selecionadas aleatoriamente com idades compreendidas entre os 6 e os 59 meses e as suas mães ou prestadores de cuidados receberão BCC sobre a ingestão de micronutrientes e as crianças que receberão nutrientes de iodo com alimentos preparados em casa e suplemento de nutrientes de ferro durante 8 meses (620 crianças e agregado familiar).

Além disso, nos programas habituais, 1) os Postos de Comício (onde se realizam actividades de monitorização do crescimento, imunização e educação sanitária); os pontos de distribuição de alimentos (onde se realizam

(reuniões de grupo realizadas nas comunidades e utilizadas principalmente para debates sobre temas de educação para a saúde).

Grupo de controlo - Crianças e agregados familiares selecionados aleatoriamente, com idades compreendidas entre os 6 e os 59 meses, cujas mães ou prestadores de cuidados não receberão BCC sobre a ingestão de micronutrientes, e crianças que não receberão BCC durante 8 meses (600 crianças e agregados familiares).

4.4: População de origem

A população de origem será constituída por todas as crianças com idades compreendidas entre os 6 e os 59 meses no planalto central da Etiópia. A população do estudo é selecionada para servir de população do estudo devido ao facto de ser a população mais numerosa de outros grupos etários e ao nível mais elevado de vulnerabilidade a problemas de saúde e nutrição na Etiópia (CSA da Etiópia, 2007).

4.5: População do estudo

As crianças com idades compreendidas entre os 6 e os 59 meses do planalto central da Etiópia, que serão selecionadas aleatoriamente para participar em cada distrito, serão utilizadas como população do estudo. Por conseguinte, serão recolhidos dados de base e de fim de linha de toda a população e dos seus agregados familiares. Enquanto a comunicação de mudança de comportamento de ingestão de micronutrientes e suplementos de ferro e iodo serão conduzidos por oito meses em 600 crianças de 6 a 59 meses de idade que são alocados aleatoriamente para o braço de intervenção.

4.6: Critérios de inclusão e exclusão

Critérios de inclusão

Todas as crianças com idades compreendidas entre os 6 e os 59 meses do planalto central da Etiópia que vivam permanentemente na zona de estudo. Além disso, as novas crianças que permanecerem na área de estudo durante um período de recrutamento superior a quatro meses serão consideradas para inclusão no estudo.

Quando mais de uma criança com idade entre 6 e 59 meses estiver presente num agregado familiar incluído na amostra, apenas serão incluídos os dados da criança mais nova.

Critérios de exclusão

Todas as crianças com idades compreendidas entre os 6 e os 59 meses das terras altas centrais que sofram de incapacidade física, incluindo deformidades, e de mal-estar moderado a grave devido a doença aguda ou crónica.

Crianças provenientes de outras áreas com caraterísticas diferentes e distantes da área de estudo. As crianças com deficiência de ferro ou de iodo não continuarão no grupo de controlo e serão encaminhadas para tratamento.

Duração da intervenção: A intervenção (BCC) terá uma duração de 8 meses a contar da data de recrutamento.

4.7: Dimensão da amostra e método de amostragem

A dimensão da amostra foi calculada utilizando a fórmula de conceção de superioridade estatística para calcular a dimensão da amostra em que a intervenção será considerada superior ao controlo de uma **forma** estatisticamente significativa com o seguinte pressuposto [Baoliang Zhong, 2009]: N é o tamanho da amostra por grupo. P A prevalência da deficiência de ferro é a maior deficiência de micronutrientes, sendo responsável por 56,0% das crianças etíopes com idades compreendidas entre os 6 e os 59 meses [EDHS, 2016],

p=proporção de anémicos no grupo; p0=proporção de não anémicos no grupo; Z $\alpha/2$ = **valor crítico para a distribuição normal a um nível de confiança de 95%, que é igual a 1,96 (valor z a α=0,05); β_2 =0,20 o desvio normal padrão para dois lados, que é igual a 0,845; d= a diferença real entre dois grupos P e p0;**

Com base na fórmula de conceção da superioridade estatística, o seguinte pressuposto produzirá a dimensão da amostra do estudo.

Tamanho da amostra necessário por grupo =N

Cauda(s) = Dois

Proporção p = 0,56

Po=0/44

α^2 -1,96

β^2 =0,845 com a seguinte fórmula

$$N = \frac{1}{2} \times \left(\frac{Z_{\frac{\alpha}{2}} + Z_{\beta}}{\arcsin \sqrt{p} - \arcsin \sqrt{P_0}} \right)^2$$

[Baoliang Zhong, 2009]

N=545

Rácio de atribuição N2/N1 = 1

Dimensão da amostra grupo (intervenção) = 545

Dimensão da amostra grupo (controlos) = 545

Dimensão total da amostra = 1090

Acrescentando 10% para as não respostas =110

A dimensão total das amostras necessárias para este estudo será de 1200 pares mãe-bebé e agregados familiares

Por conseguinte, será incluído no estudo um total de 1200 indivíduos e agregados familiares.

A dimensão da amostra calculada para os objectivos 1 e 2 foi de 1200 agregados familiares. Para o objetivo 1200 crianças e este foi utilizado para os objectivos 4 e 5, uma vez que é superior a todas as outras dimensões de amostra calculadas para cada um dos outros objectivos.

4.8: Técnica de amostragem

O estudo utilizará a amostragem aleatória simples para selecionar os distractores do estudo na zona central das terras altas. Simultaneamente, serão selecionados 16 kebeles por amostragem aleatória a partir dos distractores selecionados, seguindo-se uma amostragem aleatória sistemática **para selecionar** o agregado familiar **dos participantes no estudo** (HH) com crianças dos 6 aos 59 meses de idade. Cada participante do estudo será incluído através de um registo previamente organizado das crianças e do seu agregado familiar pelo posto de saúde competente da kebele. Os participantes no estudo serão selecionados através de uma amostragem probabilística proporcional ao tamanho (PPS).

A área de estudo tem 80 106 crianças com idades compreendidas entre os 6 e os 59 meses e será utilizada como população de origem para este estudo. Para distribuir as amostras pelos 4 distritos, começámos por dividir as 1200 amostras pela população de origem total, que é de 98 487 crianças, e obtemos =0,0122; este valor foi multiplicado por 15 606 crianças da cidade de Asella, 34 500 crianças de Lemuna Bilbilo, 18 381 crianças de Tiyo e 30 000 crianças da população de origem dos distritos de Digelu Tijo (crianças dos 6 aos 59 meses). Esta informação é ilustrada na figura -2

Sampling procedure

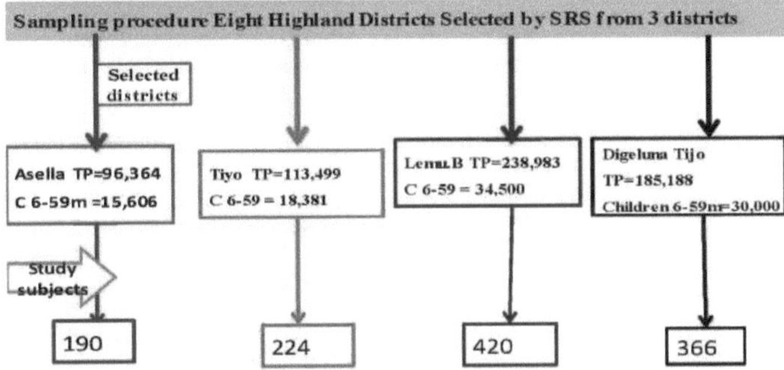

Figura -2: Procedimento de amostragem da população de origem e das amostras do estudo **no ensaio de crianças dos 6 aos 59 meses no planalto central da Etiópia, 2017.**

A população original do estudo é constituída por 1200 indivíduos. Na medida do possível, a proporção de ambos os sexos e idades será mantida igual, de modo a que o estudo tenha amostras suficientes para desenvolver pontos de corte para ambos os sexos e diferentes grupos etários. .

4.9: A distribuição da amostra terá dois braços:

Braço 1: grupo de controlo

Braço 2: O grupo de intervenção é um grupo que vive no planalto central e que será exposto à intervenção durante o período do estudo. A eficácia do BCC na ingestão de MN, intervenção em ferro e iodo na alteração do crescimento infantil será avaliada através da comparação com os grupos de controlo e intervenção com base nas medições de base e finais (figura-3).

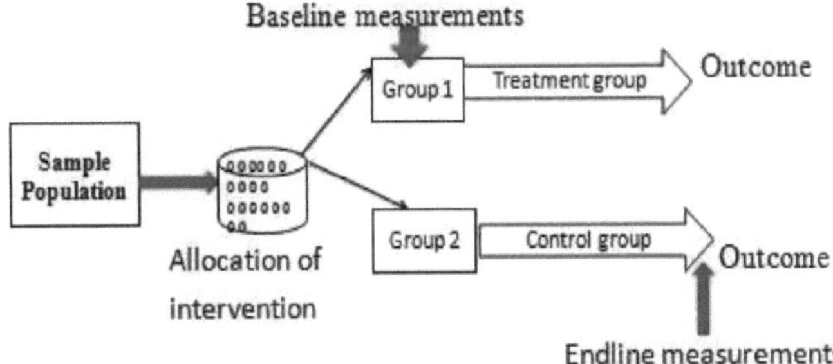

Figura-3: Protótipo de afetação de amostras no ensaio de crianças dos 6 aos 59 meses nas terras altas centrais, Etiópia, 2017.

4.10: Medições

4.10.1: Recolha de dados

Os questionários serão adoptados a partir de diretrizes de questionários mundiais, tais como Helen Keller[Eidelman, et al., 2004], FANT[Food and Nutrition Technical Assistance, 2009]

Antes do início do estudo, os entrevistadores da investigação e os profissionais de saúde e HEWs experientes receberão formação durante cinco dias sobre o conteúdo do questionário, a conduta ética da **investigação em seres humanos e a recolha de dados.** O pré-teste será realizado 4 dias antes da recolha efectiva de dados. A lista de crianças será solicitada aos HEW das kebeles selecionadas no prazo de uma semana. A lista de crianças será preparada e fornecida pelos HEWs ao investigador principal uma semana antes da recolha de dados.

A validade do conteúdo e a fiabilidade do instrumento serão reavaliadas. Dezasseis enumeradores de HEWs formados serão envolvidos na recolha de dados e dois técnicos de laboratório recolherão amostras de sangue e de urina (um para a hemoglobina e o outro para o procedimento de análise MUIC); serão feitas entrevistas com Oromigna e Amarigna.

Serão efectuadas medições antropométricas de todas as crianças dos 6 aos 59 meses de idade para determinar o peso, a altura e o perímetro do braço (MUAC) para determinar o crescimento das crianças.

A medição da circunferência médio-superior do braço (MUAC) foi recomendada para identificar a desnutrição aguda grave em bebés e crianças dos 6 aos 60 meses (OMS e UNICEF 2009). Serão utilizadas medições do MUAC utilizando uma fita flexível e não extensível. A medição da circunferência do braço (MUAC) será utilizada para determinar a insuficiência de tecido muscular e de reservas de gordura no corpo. MUAC detecta desnutrição aguda entre crianças de **6 a 59 meses com ponto de corte <120 mm a> 110** mm moderado e <11 mm grave emaciação.

Medida da altura da criança: A altura (Ht) será medida para as crianças com menos de 24 meses na posição horizontal; a altura será medida de pé para as crianças mais velhas com uma tábua padrão de altura/comprimento de 130 cm; ambas com uma aproximação de 0,1 cm. A altura de cada criança é calculada em função da sua idade (HFA), o que reflecte a desnutrição crónica (atraso de crescimento). A desnutrição crónica será definida como um z-score de altura-forragem (HAZ) inferior a 2 DP da altura mediana da população de referência da OMS.

Medidas de peso: O peso (wt) será medido utilizando uma balança infantil de feixe duplo para crianças com idade <24 meses e uma balança eletrónica para crianças com idade >24 meses, ambas com a precisão de 0,1 kg. O peso de uma criança calculado com seu Ht reflete desnutrição aguda (emaciação). O desperdício será definido como escore z de wt-for-Ht (WFH) abaixo de 2 SD da altura mediana da população de referência da OMS.

O peso também é calculado com a idade e mede o grau de falta de peso das crianças. O peso insuficiente reflecte tanto a desnutrição crónica como a desnutrição aguda, ou seja, um peso inadequado em relação à idade do WFA. A insuficiência ponderal será determinada com um valor Z da AMP inferior a 2 DP da mediana da altura da OMS [FANTA, 2009].

Além disso, os dados sobre o estado de amamentação das crianças, práticas de IYCF, utilização de sal iodado, suplementos nutricionais, caraterísticas do agregado familiar: fonte de água, instalações sanitárias, diversidade alimentar do agregado familiar e diversidade agrícola serão reagrupados em caraterísticas da criança

Informação sobre o desenvolvimento da participação e das práticas relativas aos alimentos complementares enriquecidos a promover no programa BCC, utilizando alimentos disponíveis localmente e a preços acessíveis.

Procedimentos de ensaio laboratorial:

Teste de sal para iodo: Na linha de base e na linha final, o teor de iodo do sal no agregado familiar será verificado com um kit de teste de campo de sal iodado. O procedimento consiste em encher um pequeno copo com sal e depois espalhar o sal numa superfície plana. De seguida, adicionam-se duas gotas da solução de teste à superfície do sal, perfurando a ampola branca com um alfinete e apertando suavemente a ampola. A cor adquirida pelo sal será então comparada com a tabela de cores no espaço de 1 minuto, a fim de determinar o teor de iodo. Os resultados serão expressos em partes por milhão (ppm). As tabelas de cores no kit correspondem aos valores 0,1-25 PPM, 25,1-50PPM, 50,1 - 75PPM e 75,1-100PPM O teor de iodo do sal será determinado com o ponto de corte > 60ppm como suficiente, <60ppm insuficiente e 0 ppm. sem iodo [OMS, 2007].

Concentração de iodo na urina média: A urina média será coletada para determinar a concentração de iodo usando persulfato de amônio com ponto de corte **<100µg / dl para deficiência de iodo.** A urina é digerida principalmente com persulfato de amônio e o iodeto é o catalisador na redução do sulfato de amônio cerico (**amarelo**) para a forma cerosa (**incolor**), e é detectado pela taxa de desaparecimento da cor (reação de Sand- ell-Kolthoff). O resultado será interpretado através da construção de uma curva padrão em papel gráfico, traçando a concentração de iodo de cada padrão na abcissa contra a sua densidade ótica a 405 µg/l (OD405) na ordenada [OMS, 20 07]

Concentração média de iodo urinário em crianças 100 -200 (µg/L) Ingestão ideal de iodo e <20 (µg/L) como deficiência grave de iodo, 20-49(µg/L) como deficiência moderada de iodo, 50-99 deficiência ligeira de iodo [FAO, 2001]. No entanto, uma concentração média de iodo urinário inferior a 50 mcg por litro indica deficiência de iodo numa população [FAO, 2001].

Análise de sangue para determinação da hemoglobina: Será colhida uma amostra de sangue capilar do dedo médio da mão direita utilizando lancetas de segurança Hemocue [Hb 301 Microcuvettes]. Um técnico de laboratório da Arsi University Collage of Health Sciences workers receberá formação sobre os procedimentos e diretrizes descritos nos manuais de funcionamento do Hb 301 (Hemocue Hb; Angelholm, Suécia) e o nível de hemoglobina será determinado utilizando o HemoCue Hb 301®. **A mão de cada participante será** aquecida e relaxada. O nível de hemoglobina será categorizado em sem anemia (Hb >11g/dl) como normal, anémico (Hb <11g/dl) como não saudável e clínico

foi observada anemia com Hb<7g/dl como grave (OMS, 2011). O ajuste da Hb será efectuado em função da altitude.

A minha pergunta geral sobre as medidas

Onde é que vão fazer todas as medições, como é que vão fundir todos os resultados??? Porque o inquérito HH será feito usando SRS indo de casa em casa?

4.10.2: Análises estatísticas

A idade, o peso em quilogramas e a altura em centímetros recolhidos **de cada criança** serão introduzidos na Avaliação Nutricional de Emergência (ENA) do software SMART e serão fornecidos ao z-score e ao percentil de AFH, AFP e AFP da criança para determinar o estado nutricional de cada criança antes de estes dados serem transferidos para o software de análise.

Os dados recolhidos serão introduzidos na versão EpiData 3.1 e transferidos para o SPSS versão 20 para análise. A regressão logística binária será utilizada para determinar a associação entre crescimento infantil e deficiências de micronutrientes, efeito do BCC na ingestão de micronutrientes no HH, experiência de amamentação infantil, práticas de IYCF, uso de sal iodado, suplementação de nutrientes e caraterísticas do agregado familiar: saneamento alimentar e instalações, diversidade alimentar familiar e diversidade agrícola. Serão calculados os rácios de probabilidade (OR) e os intervalos de confiança a 95% (IC 95%)

Para variáveis contínuas, serão efectuados modelos de regressão linear, análises de variância e testes T de amostras independentes após verificação dos pressupostos. A análise de regressão linear **será utilizada para os perfis individuais de** linha de base e **de** linha final de **peso, altura, MUAC, Hb,** padrão de mudança MUIC ao longo do tempo, e entre indivíduos e grupos.

Além disso, serão geradas curvas de sobrevivência do teste Logrank para comparar a sobrevivência **dos grupos de** intervenção e de controlo, sendo que um valor de p inferior a 0,05 indica que as curvas de sobrevivência apresentam uma diferença entre os dois grupos. E, a análise multivariada será utilizada para investigar a relação entre o tempo de sobrevivência e as variáveis independentes.

O SPSS para Windows versão 20 e o software R serão utilizados para o padrão de crescimento e a análise de sobrevivência. Os testes estatísticos neste ensaio são de duas caudas e a significância é definida em valores de p < 0,05. Resumo da metodologia do estudo indicado na tabela -2.

	Objectives	Subjects	Sample Size	Sampling Method	Study design	Data source	Major outcome	Analytic method
1.	Determine household Iodized salt status	6-59 month children's HH	1200	Simple/systematic Random	cross sectional	Children's Household	Status of Salt with Iodine test	Binary logistic Regression,
2	Determine Micronutrient deficiencies	eligible child's Household	1200	Simple/systematic Random	cross sectional	Children age 6-59 month old	deficiency of iron with Hb level and MUIC test	Binary logistic Regression
3	Determine prevalence of under growth	Children age 6-59 month old	1200	Simple/systematic Random	Cross Sectional	Children age 6-59 month old	growth status with MUAC, HFA, WFH	Binary logistic Regression/liner regression
4	Evaluate effect of BCC on micronutrient intake	children's household	1200	Simple/systematic Random	cross sectional	Children's Household	complementary food preparation	Binary logistic Regression
5	Determine children's growth with supplementation of micronutrients and without	Children age 6-59 month old	1200	Randomized	RCT	Children age 6-59 month old	growth status with MUAC, HFA, WFH	Liner rogation Longitudinal/survival

Quadro 2: Resumo das questões metodológicas

30

4.11: Definição operacional dos termos

Comunicações de mudança de comportamento: estão relacionadas com o desenvolvimento de uma mudança de comportamento bem sucedida para a prevenção de deficiências de micronutrientes entre as crianças

Terras altas: A altitude acima de 2100 metros, que é vulnerável a chuvas fortes e causa erosão e lixiviação, tem sido a principal causa do declínio de micronutrientes da superfície da terra.

Micronutrientes: são elementos essenciais importantes para aumentar a aprendizagem e a capacidade cognitiva; melhorar o crescimento; aumentar a imunidade e a capacidade de trabalho; reduzir os riscos de mortalidade

Crianças de 6 a 59 meses: População mais elevada na Etiópia e risco de morbilidade e mortalidade

4.12: Considerações éticas

O estudo será iniciado após a obtenção da aprovação ética do Comité de Ética da Universidade de Arsi. Será dada uma explicação adequada a cada participante e será obtido o consentimento informado antes da recolha de dados. Será mantida a confidencialidade de todos os dados a recolher. Por este motivo, não serão utilizados identificadores pessoais, exceto um número de identificação único. Assim, será utilizado um método anónimo e não ligado, em que os sujeitos do estudo e as suas amostras de sangue serão posteriormente comparados durante as análises sem revelar quaisquer identificadores pessoais. O consentimento informado e os procedimentos de entrevista serão efectuados na sala de prestação de serviços. O consentimento informado será obtido de cada um dos sujeitos do estudo antes da administração do questionário, depois de o objetivo do estudo ser explicado aos inquiridos. O objetivo do estudo será discutido/explicado aos inquiridos e será obtido o consentimento verbal dos participantes. Os inquiridos serão informados de que têm o direito de recusar ou interromper a sua participação na investigação sem comprometer o serviço que estão a receber das respectivas instalações ou serviços administrativos.

A recolha de medidas antropométricas exactas é essencial para avaliar o risco nutricional de crianças dos 6 aos 59 meses de idade. Os aparelhos, a leitura das medições, a recolha de informações completas e o registo exato no questionário e a transferência para o computador serão mantidos.

4.13: Controlo de qualidade

No caso dos ensaios aleatórios, a qualidade dos dados será assegurada por colectores de dados treinados e esforçados, com um questionário bem elaborado, um exercício de pré-treino e um pré-teste. Garantir a afetação aleatória dos sujeitos a um de dois grupos assegurará uma interpretação causal de uma intervenção. Os supervisores efectuarão uma aleatorização eficaz para minimizar as variáveis de confusão que existem no momento da aleatorização e que são ocultadas ao investigador. Será considerada a aleatorização bloqueada e a aleatorização estratificada.

Será mantida a dupla ocultação (sujeito e investigador) na fase de aplicação da intervenção e de medição do resultado e, quando tal não for possível, uma terceira parte oculta poderá medir o resultado.

Divulgação dos resultados

Os resultados serão apresentados à comunidade da Universidade de Jimma e submetidos ao gabinete de investigação e publicação da Faculdade de Ciências da Saúde. Os resultados serão também divulgados ao Ministério Federal da Saúde e a outras partes interessadas relevantes através de resumos de políticas, comunicados de imprensa e apresentações para defender o desenvolvimento de uma diretriz nacional para a prevenção e controlo de DDI não resolvidas mas fáceis de controlar e para reduzir a mortalidade infantil. Os manuscritos serão submetidos para publicação numa revista internacional avançada.

CAPÍTULO 5

CALENDÁRIO/PLANO DE TRABALHO DE INVESTIGAÇÃO

Major activities and time required to accomplish them is displayed in this table developing this work plan, estimation of the actual time provided as follow

Activity / Year 2017	October	November	January 2018	February 2018	March	April	May 2018	June	July 2018	August	September	October	November	December to February 2018
Finalize and submit the Study Protocol	X													
Preparation for dissertation proposal defence		X												
Financial &logistics Preparation			X											
Recruit & train study supervisors& enumerators			X											
Conduct field work Data collection, entry & cleaning For baseline data			X	X	X	X	X	X	X	X	X			
Analyze data & produce manuscripts for report													X	
Preparation for endline data collection													X	
Conduct field work Data collection entry & cleaning For endline data														X
Analyze data & produce manuscripts for report														X

CAPÍTULO 6

REFERÊNCIAS

1. Algarin C, Peirano P, Garrido M, Pizarro F, Lozoff B, 2003. Anemia por deficiência de ferro na infância: Efeitos duradouros no funcionamento do sistema auditivo e visual.

2. Aukett MA, Parks YA, Scott PH, Wharton BA, 1986. O tratamento com ferro aumenta o ganho de peso e o desenvolvimento psicomotor. Arch Dis Child.

3. Baoliang Zhong, 2009. Como calcular o tamanho da amostra num ensaio aleatório controlado? Do Centro de Saúde Mental Afiliado, Faculdade de Medicina de Tongji da Universidade de Ciência e Tecnologia de Huazhong. **Journal of Thoracic Disease,**

4. Black RE, 2014 **Distribuição global e carga de doença relacionada com as deficiências de micronutrientes. Workshop do Nestlé Nutr Inst.**

5. Black, R.E., Allen, L.H., Bhutta, Z.A., Caulfield, L.E., de Onis, M., Ezzati, M., Mathers, C., Rivera, J.(2008). Maternal and child undernutrition 1: Maternal and child undernutrition: global and regional exposures and health consequences. Lancet.

6. Black, R. E., C. G. Victora, S. P. Walker, Z. A. Bhutta, P. Christian, M. de Onis, M. Ezzati, S. Grantham-McGregor, **J. Katz, R. Martorell e R. Uauy. 2013.** "Desnutrição **materna** e infantil e excesso de peso em **países** de baixo e médio rendimento". The Lancet 832 (9890): 427-451

7. Black MM., 2003. Deficiências de micronutrientes e funcionamento cognitivo. J Nutr.;

8. Debes, Amanda,2013, **'Time to Initiation of Breastfeeding and Neonatal Mortality and** Morbidity: A Systematic **Review", BMC Public Health.**

9. de Onis M, Garza C, Victora CG, Onyango AW, Frongillo EA, Martines J, 2004. O Estudo Multicêntrico de Referência do Crescimento da OMS: planeamento, conceção do estudo e metodologia. **Boletim de Alimentação e Nutrição.**

10. Dunn JT. **Deficiência de iodo e sua eliminação por suplementação de iodo. In: Braverman LE, ed. Diseases of the Thyroid. 2ª ed. Totowa,** NJ: Humana Press, **2003:329a45.**

11. EDHS, 2016. EDHS, 2005. Inquérito Demográfico e de Saúde da Etiópia

12. EDHS,2011. EDHS, 2005. Inquérito Demográfico e de Saúde da Etiópia

13. EDHS, 2005. Inquérito Demográfico e de Saúde da Etiópia

14. K.M. Edmond, B.R. Kirkwood, S. Amenga-Etego, S. Owusu-Agyei, L.S., 2007. Hurt Effect of early infant feeding practices on infection- specific neonatal mortality: an investigation of the causal links with observational data from rural Ghana Am J Clin Nutr.

15. Eidelman, **Arthur I., e Ruth Feldman, 2004. Positive Effect of Human Milk on Neurobehavioral and Cognitive Development of Premature Infants", secção 7 de** Protecting Infants through Human Milk: Advancing the scientifi evidence, ed. Larry K. Pickering et al. Larry K. Pickering et al., Kluwer Academic/Plenum Publishers, Nova Iorque.

16. Assistência Técnica em Alimentação e Nutrição, 2009. **Anthropometric Indicators Measurement Guidance** Food and Nutrition Technical Assistance Project, Academy for Educational Development, 1825 Connecticut Ave., NW, Washington D.C.

17. **FAO/OMS, 2001. Consulta de peritos sobre as necessidades humanas em vitaminas e minerais. Divisão de Informação da FAO, Roma, Itália**

18. Horta, Bernardo L., e Cesar G. Victora, 2013. **'Long Term Effects of Breastfeeding: A systematic review', Organização Mundial de Saúde,**

19. Gebremedhin Gebreegziabiher, Belachew Etana, e Daniel Niggusie, 2014. Determinantes da anemia em crianças com idades compreendidas entre os 6 e os 59 meses. Departamento de Saúde Pública, Faculdade de Ciências da Saúde, Universidade de Adigrat, P.O. Box 50, Adigrat, Etiópia

20. Grantham-McGregor SM, Ani CC,1999. O papel dos micronutrientes no desenvolvimento psicomotor e cognitivo. Br Med Bull.

21. Gretchen A Stevens, Mariel M Finucane, Luz Maria De-Regil, Christopher J Paciorek, Seth R Flaxman, Francesco Branca, Juan Pablo Pena-Rosas, Zulfi qar A Bhutta, Majid Ezzati, 2013. Tendências globais, regionais e nacionais na concentração de hemoglobina e prevalência de anemia total e grave em crianças e mulheres grávidas e não grávidas para 1995-2011: **uma** *análise sistemática*

22. Iannotti LL, Tielsch JM, Black MM, Black RE, *2006.* Suplementação de ferro na primeira infância: benefícios e riscos para a saúde. *Am J Clin Nutr;*

23. Iodine Global Network, www.ign.org

24. DHS do Malawi, 2011.

25. Pieter Jooste, Maria Andersson, Vincent Assey, 2014. Nutrição de Iodo em África: *A* Rede

Global *do Conselho Internacional para o Controlo das Doenças por Deficiência de Iodo* (ICCIDD)

26. Ramakrishnan, U., 2002. Prevalence of micronutrient malnutrition worldwide (Prevalência da malnutrição por micronutrientes a nível mundial). Nutr Rev

27. . Ramakrishnan, U. Viteri, F.E. e Gonzalez, H. 2002. Adverse outcomes of poor micronutrient status in childhood and adolescence (Resultados adversos de um estado deficiente de micronutrientes na infância e adolescência). Nutrition Reviews 60, S77-S83.

28. Regan L. Bailey, Keith P. West Jr., Robert E. Black. Robert E. Black, 2015. Epidemiologia das deficiências globais de micronutrientes Ann Nutr Metab. Escola Bloomberg de Saúde Pública, Universidade Johns Hopkins, Baltimore, MD. , EUA

29. . Schanler, R. J . , 2001. **The Use of Human Milk for Premature Infants",** Pediatric Clinics of North America

30. Sanchez Brevers A. Monografia Sobre la, 2013. Anemia Ferropenica. Universidade de Cantabria (Espanha);

31. Stein AD, Wang M, Martorell R, Norris SA, Adair LS, Bas I, Sachdev HS,Bhargava SK, Fall CH, Gigante DP, Victora CG, 2010. Growth patterns in early childhood and final attained stature: data from five birth cohorts from low- and middle-income countries. Am J Hum Biol,

32. . Tamura T, Goldenberg RL, Hou J, 2002. Concentrações de ferritina no soro do cordão umbilical e desenvolvimento mental e psicomotor de crianças aos cinco anos de idade. J Pediatr.

33. DHS do Uganda, 2007

34. . UNICEF, 2014. **Relatório sobre a nutrição e bases de dados mundiais da UNICEF,**

35. OMS/CDC, 2008. **Prevalência mundial da anemia 1993-2005**: Base de dados global de anemia da OMS. Organização Mundial de Saúde, Genebra.

36. Organização Mundial da Saúde, 2013. **Acções nutricionais essenciais: melhorar a saúde e a nutrição da mãe, do recém-nascido, do lactente e da criança pequena.** Genebra, Suíça

37. OMS, 2008. **Indicadores para avaliar as práticas de alimentação de lactentes e crianças jovens** Parte 1 Genebra, Suíça

38. OMS, 2010. **Indicadores para avaliar as práticas de alimentação de lactentes e**

crianças jovens, parte 3: perfis de países. Organização Mundial de Saúde, Genebra, Suíça

39. OMS, 2007. WHO Child Growth Standards Methods and development, Departamento de Nutrição para a Saúde e o Desenvolvimento, Genebra.

40. OMS, FAO, ICCIDD, 2007. Iodine deficiency disorders and monitoring their elimination. A guide for programme managers, terceira edição, Organização Mundial de Saúde.

41. **Relatório sobre a saúde** no mundo, **2000**. Genebra, Organização Mundial de Saúde, 2000.

42. **OMS e UN ICEF. 2009.** "*Padrões de Crescimento Infantil* **da OMS** *e Identificação da Desnutrição Aguda Grave em Bebés e Crianças.* A Joint Statement by the World **Health Organization and the United Nations Children's Fund.**"
http://www.who.int/nutrition/publications /severemalnutrition /9789241598163/ en/.

43. OMS, UNICEF, ICCIDD, 2007. *Avaliação dos distúrbios por deficiência de iodo e monitorização da sua eliminação.* A guide for progrAmme mAnAgers Third edition. 2007, Genebra 27, Suíça

44. OMS, 2001. Relatório da consulta de peritos sobre a duração óptima do aleitamento materno exclusivo. Genebra, OMS,

45. Zimmermann MB., 2012. Os efeitos da deficiência de iodo na gravidez e na infância. Epidemiologia Pediátrica e Perinatal. .

46. Zimmermann MB, Jooste PL, Pandav CS, 2008. Doenças por deficiência de iodo. Lancet;

47. Agência Central de Estatística da Etiópia, a estatística nacional de 2007

48. NICEF, 2013. Dados da UNICEF **Deficiência de iodo**
https://data.unicef.org/topic/nuttition/iodine- deficiência/

49. Base de dados mundial da OMS sobre carência de iodo http://www.who.int/ vmnis/database/iodine/ countries/en/

CAPÍTULO 7

ANEXO-A: FORMULÁRIO DE CONSENTIMENTO

Caro **inquirido**, o meu nome é ____________________ . Estou a trabalhar como coletor de dados num estudo realizado pelo departamento de nutrição da faculdade de saúde pública e ciências médicas da Universidade de Jimma. Estamos a entrevistar mulheres/prestadores de cuidados de saúde sobre MNDs e BCC na ingestão de MNs e no padrão de crescimento da criança, a fim de gerar informações para identificar possíveis influências dos MNDs no crescimento e mudança das crianças, necessárias para o planeamento de estratégias apropriadas que promovam o crescimento das crianças e comportamentos positivos de ingestão adequada de micronutrientes no agregado familiar, para se tornarem mais auto-suficientes na ingestão de micronutrientes. Para atingir este objetivo, a sua participação honesta e real, respondendo à pergunta preparada, é muito importante e altamente aceitável.

Confidencialidade e consentimento

Gostaria que fizesse algumas perguntas às quais poderá ter dificuldade em responder. As suas respostas são totalmente confidenciais. O seu nome não será escrito neste formulário. Não será dito a ninguém o que disse em relação ao seu nome. Não é obrigado a responder a nenhuma pergunta se não quiser e pode interromper a entrevista em qualquer altura. No entanto, a sua resposta honesta a estas perguntas ajudar-nos-á a compreender melhor as práticas das mães relacionadas com os conhecimentos e as práticas em matéria de IYCF, o estado do iodo e do ferro do seu filho, a BCC na ingestão de MNs no agregado familiar e os resultados do crescimento do seu filho. Gostaríamos muito de contar com a sua ajuda para responder a este estudo. A entrevista demorará cerca de **30 a 45** minutos. Estaria disposto a participar?

Em caso afirmativo, prosseguir ______________

Em caso negativo, agradecer e parar aqui______

ANEXO B: questionário e identificação

Questionnaire ID No

Residency

Urban	Rural

Woreda:_______________________

Kebele _______________________

House No _______________________

Assignment for RCT

T	C

Interviewer's name_______________________

Date of baseline visit

Date	Month	Year

Circundar o resultado: 1 = concluído

    2 = não chegou ao centro de saúde/posto de saúde

    3 = adiado

    4 = recusado

    9 = outros (especificar) _________

Nome do supervisor_______________________

Relatório de síntese do supervisor _______________________

Dados completados _____________

Não concluído _______________

Dados pouco claros observados _____

Medidas adoptadas _______________________

Assinatura _______________

Data _______________

Secção 1: Informações sócio-demográficas da mãe ou do prestador de cuidados

Q100	Variables	Alternatives & cods	skips
Q101	What is your age?	Age in completed years________	
Q102	What is your religion (now)?	Orthodox..........................1 Muslim .... 2 Protestant ....3 Catholic.................. ... 4 Wakefeta..........................5 Other specify)....................9	
Q103	What is your ethnicity?	Oromo...........................1 Amhara...........................2 Tigrie............................3 Guragie..........................4 Other(specify)....................9	
Q104	Have you ever attended formal school?	Yes.............................. 1 No 2	Go to Q106
Q105	If yes, what is the highest grade you completed?	Grade _________	
Q106	Are you able to read and write?	Yes.............................. 1 No 2	
Q107	What is your current marital status?	Single........................1 Married...........................2 Divorced....................3 Widowed......................4 Separated.....................5 Other(specify)....................9	
Q108	What is your current occupational status?	Governmental employee..........1 NGO employee..................... 2 Business women.....................3 Daily laborer......................4 Farmer............................5 Student.........................6 House wife.......................7 House servant....................8 Other (specify) 9	
Q109	What is your average monthly income? *Probe for approximate amount*	per month '______________'or per year '______________'	
Q110	How many family members are living in your household (HH)?	______________	

Q200	Variables	Alternatives & cods	skips
Q201	What is the main sources drinking water for the members of household (HH)?	Piped water...............1 Public tap/standpipe..................2 Protected dug well.................3 Unprotected dug well................4 Protected spring.....................5 Unprotected spring.....................6 Surface water (river, dam, lake, pond, stream, canal, irrigation channels).........................7 Other (specify)..........................9	
Q202	How long does it take to go there, get water, and come back?	**No. of minutes '__________'**	
	What do you usually do to the water to make it safer to drink? Anything else? Record all items mentioned	Boil.....................................1 Add bleach/chlorine..................2 Strain it through a cloth.............3 Use a water filter (sand, etc.)......4 Let it stand and settle ....5 Other (specify)..........................9 DK 99	
Q203	What kind of do members of your HH usually use? If "flush" or "pour flush" probe: Where does it flush to?	Flush/pour flush to:.....................1 piped sewer system ....2 septic tank ....3 Ventilated improved pit latrine (VIP) ....4 Pit latrine with slab....................5 Pit latrine without slab/open pit...6 No facilities or bush or field ....7 Other (specify) 9	
Q204	The last time [name of youngest child] passed stools, what was done to dispose of the stools? Other (specify)	Child used toilet/latrine..............1 Put/rinsed into toilet or latrine....2 Put/rinsed into drain or ditch......3 Thrown into garbage.................4 Buried......................................5 Left in the open..........................6	

 Antecedentes da criança e práticas alimentares

Agora, gostaria de lhe fazer algumas perguntas que podem necessitar de uma pequena memorização, relacionadas com a família, o peito e outras práticas de alimentação e o historial da criança.

Q300	Variables	Alternatives & cods	skips
Q301	How many children are born alive to you?	No. Children born alive '________'	
Q302	How many children do you have now?	Number of children alive currently '________'	
Q303	How many children do you have under 5 years now?	Number of children less than 5 years '________'	
Q304	What was the duration of the pregnancy of for your youngest child?	Complete month '________'	
Q305	What is the name of your youngest child? ________ (use this **name** in remaining questions)		
Q306	Sex of Child	Boy.....................................1 Girl.....................................2	
Q307	How old is youngest child? *Record age in completed months*	________ Months	
Q308	Did you separate your baby from you immediately following birth? *probe to skin-to-skin contact*	Yes........................... 1 No 2	
Q309	Have you ever breast-fed your youngest child?	Yes........................... 1 No 2	Go to Q309
Q310	How long after birth did you first put your child (Name of child) to the breast during infancy (0–5months)?	Immediately.................00 After......................Hours After...................... Days Don't Remember..............7 Don't Know...................8 Never breastfed..............9	
Q311	Did you use the first milk (colostrum) for your baby?	Yes........................... 1 No 2	
Q312	In the first three days after delivery, had your baby given anything to drink other than breast milk?	Yes........................... 1 No 2	Go to
Q313	If yes Q312, what was your child given to drink in the first three days?	Milk (other than breast milk) .1 Plain water. . ...2 Sugar or glucose water ....3 Gripe water....................4 Sugar-salt-water Solution......5 Fruit juice...................6 Infant formula...................7 Tea/infusions...................8 Fresh butter...................9 Other(Specify)..................99	
Q314	If Q209 'No', did use only breast milk? *Probe 'exclusive breastfeeding*	Yes........................... 1 No 2	

Q315	If Q211 'yes', did you restrict the frequency of breastfeeding? *Probe on frequent, on-demand feeding*	Yes............................ 1 No 2	
Q313	Did breastfeeding with a strict timetable? *Probe on letting the baby come off the* *breast spontaneously while BF*	Yes............................ 1 No 2	
Q314	Did you take the baby off the breast before the baby is finished?	Yes............................ 1 No 2	
Q315	Did you follow good positioning and attachment of the baby at the breast during breastfeeding? *Probe on attachment and position*	Yes............................ 1 No 2	
Q316	Did you use nipple shields (protections)?	Yes............................ 1 No 2	
Q317	Did you practice washing the nipples before or after every BF	Yes............................ 1 No 2	
Q318	Are you still breast-feeding the child?	Yes............................ 1 No 2	
Q319	longer duration of breastfeeding (in month)	'________'	
Q320	At what age should babies start eating foods in addition to breast milk?	At six months.......................1 " Other..............................2 " Don't know..........................3	
Q321	Which of the following items that the child has fed starting from the date of birth up to 6 months? ➤ for the time of birth to 6 months child feeding	Yes No Breast milk only--------1 2 BF & cow's milk-------1 2 Water/tea----------------1 2 Water & sugar/salt------1 2 Cow's milk only --------1 2 Powdered milk----------1 2 Cereal based fluid-------1 2 Don't remember-------------- 7 Other (specify)----------------9	
Q322	Did the child feed with a bottle during the previous day?	Yes............................ 1 No 2	
Q323	What feeding methods are you currently using?	Only breast milk................1 Expressed breast milk from bottle..............................2 Formula milk.....................3 Others (specify)....................	
Q324	Immunization PENTA started or completed	Yes............................ 1 No 2	
Q325	Vitamin A supplementation Q 6 months	Yes............................ 1 No 2	
Q326	Did the child take deworming treatment every 6 months given?	Yes............................ 1 No 2	
Q327	Did the child has been following growth monitoring?	Yes............................ 1 No 2	

Gostaria de lhe fazer algumas perguntas sobre a higiene infantil que pode adotar para o seu filho e para si.

Q403	Themes of personal		
Q401	Did you take **frequent** diaper changes for your child during the day?	Yes...................... 1 No 2	
Q402	Would you reinforcing a child's progress in toilet learning?	Yes...................... 1 No 2	
Q403	Did you take eye hygiene every day?	Yes...................... 1 No 2	
Q404	Did you take body hygiene?	Yes...................... 1 No 2	
Q405	Did you take face hygiene?	Yes...................... 1 No 2	
Q406	Did you take hand hygiene?	Yes...................... 1 No 2	
Q407	Did you take oral hygiene?	Yes...................... 1 No 2	
Q408	Did you take hair hygiene?	Yes...................... 1 No 2	
Q409	Observe women's hygiene	Well...................... 1 Not well.................. 2	
Q410	Observe child's clothes hygiene	Clean .... 1 Not clean................ 2	

Secção 5: Tipos de alimentos utilizados e sequências de refeições para a alimentação das crianças

Agora gostaria de vos perguntar sobre os alimentos que o [NOME] pode ter comido ontem durante o dia e à noite. Interessa-me saber se o seu filho comeu esse alimento, mesmo que tenha sido combinado com outros alimentos.

Q500	Variables	Alternatives & cods	skips
Q501	When did you introduce complementary feed for child (name)?	'______________'month	
Q502	Meal frequency/day for baby	Once.............................1 Twice.............................2 Thrice.............................3 Quadric.............................4 More than quadric................ 5	
Q503	Meals cooked at home	One ....1 Two ....2 Three.............................3	
Q504	Meal procurement pattern	Breakfast ....1 Lunch ....2 Supper ....3 None.............................4	
Q505	Did you continue breastfeeding with complementary feeding?	Yes...................... 1 No 2	
Q506	Did baby introduced with cow milk at time complementary feeding start?	Yes.............................. 1 No 2	

Q507	Did you use pre-lacteals and post-lacteals liquids?	Yes.................................... 1 No 2	
Q508	Did you give liquids and foods introduced at a very young age?	Yes.................................... 1 No 2	
Q509	Bread, rice, noodles, or other foods made from grains, including thick grain-based porridge?	Yes.................................... 1 No 2	
Q510	White potatoes, white yams, manioc, cassava, or any other foods made from roots?	Yes.................................... 1 No 2	
Q511	Pumpkin, carrots, squash, or sweet potatoes that are yellow or orange inside?	Yes.................................... 1 No 2	
Q512	Any foods made from beans, peas, lentils or **nuts, including plumpy 'nut?**	Yes.................................... 1 No 2	
Q513	Ripe mangoes, ripe papayas?	Yes.................................... 1 No 2	
Q514	Pineapple (*Ananas cornosus*)	Yes.................................... 1 No 2	
Q515	Liver, kidney, heart or other organ meats?	Yes.................................... 1 No 2	
Q516	Any meat such as beef, lamb, goat, chicken?	Yes.................................... 1 No 2	
Q517	Fresh or dried fish, shellfish, or seafood?	Yes.................................... 1 No 2	
Q518	Eggs?	Yes.................................... 1 No 2	
Q519	Cheese, yogurt, or other milk products?	Yes.................................... 1 No 2	

Secção 6: Estratégia de Comunicação Comportamental para Promover o Consumo de Sal Iodado

Este questionário foi concebido para avaliar as práticas de comunicação comportamental dos fornecedores de alimentos no que respeita à ingestão de sal iodado e à qualidade do sal iodado nos agregados familiares e no **MUIC da criança.**

Q600	Variable	Alternatives & cods	skips
Q601	Do you know goitre and mental deficiency are diseases?	Yes.................................... 1 No 2	
Q602	Do you know goitre and mental deficiency are diseases?	Yes.................................... 1 No 2	
Q603	Are you view goitre as a serious problem?	Yes.................................... 1 No 2	
Q604	What is the easiest way to prevent goitre and mental deficiency diseases?	Yes.................................... 1 No 2	
Q605	Did you obtain conclusive evidence communication on intake of iodine?	Yes.................................... 1 No 2	Go to Q406
Q605	Where you access communication that can convey information towards you to increase intake of iodine at household?	radio .... 1 television ....2 print media....................... 3 interpersonal communications 3	
Q606	Do you always use iodised salt in food every day?	Yes.................................... 1 No 2	

Q607	Is adequately iodized salt reaching and being used in your house	Yes...................................... 1 No 2	
Q608	**Is adequately iodized salt added for child's food?**	Yes...................................... 1 No 2	
Q609	Time salt is added during food cooking Early and at the middle of cooking late at the end of cooking	Yes.....................................1 No 2	
Q610	Did you purchase salt which exposed to sunlight?	Yes...................................... 1 No 2	
Q611	Salt container	With cover........................... 1 Without cover......................... 2	
Q612	Salt storage place	With formal dry container.....1 With informal place...............2	
Q613	Did your HH obtain iodine reach foods? *Animal foods rich In Iodine: sea fish plants from soil rich in iodine :seaweed*	Yes.....................................1 No 2	
Q414	**Did child 'name' consume one of the** following types of food? -cabbage, mustard greens, radish, turnips, - -soybeans -red skin of peanuts	Yes.....................................1 No 2	

Section 5:   Mudanças de comportamento que podem aumentar e inibir a ingestão de micronutrientes

A parte do questionário que se segue foi concebida para verificar as mudanças no comportamento alimentar que podem ter um impacto no estado dos micronutrientes no agregado familiar.

Q700	Variables	Alternatives & cods	skips
Q701	Did you use solar-drying of green leafy vegetables and yellow fruits to extend their season of availability?	Yes.................................... 1 No 2	
Q802	Did your household have preservation methods for fruits, vegetables, fish and meats?	Yes.................................... 1 No 2	
Q903	Did you use food preparation methods that preserve micronutrients?	Yes....................................1 No 2	
Q904	Do you use short cooking time..................?	Yes.................................... 1 No 2	
Q905	Do you use steaming?	Yes.................................... 1 No 2	
Q906	Do you adding food to boiling water rather than cold water?	Yes.................................... 1 No 2	
Q907	Boiling rather than intensive frying (burning)?	Yes.................................... 1 No 2	
Q908	Did you use mashing and, if necessary, straining fruits and vegetables so they can be eaten by infants aged 6-12 months?	Yes.................................... 1 No 2	Go to Q910
Q909	If Q908 yes, did you start giving pureed vegetables at about 6 months?	Yes.................................... 1 No 2	

Q911	iron-rich food or iron-fortified food that is specially designed for infants and young children, or that is fortified in the home	Yes.................................. 1 No 2	
Q912	**Did chid 'name'** obtain iron reach foods? *Animal foods: blood (blood sausage, blood pudding) meat, liver, fish* *seeds, legumes and products*	Yes.................................. 1 No 2	
Q913	**Did chid 'name'** drink tea and coffee with meals?	Yes.................................. 1 No 2	
Q914	**Did chid 'name'** drink cow milk with meals?	Yes.................................. 1 No 2	
Q915	During meals, did your child take certain foods help the body absorb and use iron taken? Such as Lumen Orange locally available fresh citrus fruits Other fruits	Yes.................................. 1 No 2	
Q916	When do you usually eat fresh citrus fruits?	Before a meal.............................1 During the meal.............. ....2 After a meal..............................3	

Secção 10: Hábitos gerais de preparação e de alimentação aprendidos pelo agregado familiar

Pergunto-vos, no passado, através da vossa experiência, se o vosso HH aprendeu alguma das seguintes informações?

Q1000	Variables	Alternatives & cods	skips
Q1001	Consume micronutrient-rich foods more frequently	Yes.................. 1 No 2	
Q1002	Include more servings of iron and vitamin A-rich foods in the family diet	Yes.................. 1 No 2	
Q1003	Purchase snacks such as grilled liver, nuts and fruits instead of sweets lacking in micronutrients	Yes.................. 1 No 2	
Q1004	Add more oil or oil-seed powder when preparing vitamin A-rich vegetables for children	Yes.................. 1 No 2	
Q1005	Eat new food combinations to enhance micronutrient absorption, such as fresh fruits with or directly after meals rather than only between meals	Yes.................. 1 No 2	
Q1006	Eat the leaves or other parts of foods that are not traditionally consumed	Yes.................. 1 No 2	
Q1007	Maintain traditional foods in the diet when they are being replaced with foods that contain fewer micronutrients	Yes.................. 1 No 2	
Q1008	Consume micronutrient-rich foods more frequently	Yes.................. 1 No 2	
Q1009	Include more servings of iron and vitamin A-rich foods in the family diet	Yes.................. 1 No 2	

Q1010	Purchase snacks such as grilled liver, nuts and fruits instead of sweets lacking in micronutrients	Yes.................. 1 No 2	
Q1011	Add more oil or oil-seed powder when preparing vitamin A-rich vegetables for children	Yes.................. 1 No 2	
Q1012	Did a child (name) supplied with iodine?	Yes.................. 1 No 2	
Q1013	Did a child (name)	Yes.................. 1 No 2	

Secção 11: Testes bioquímicos e medições antropométricas

Q1100	Variables	**Alternatives**	**cods**	
Q1101	Rapid salt testing kits	0 .... 0.1-25 PPM........................ 25 &<50PPM...................... 70-99 PPM........................ ≥100PPM..........................	no iodine content..........1 Insuffient ....2 Insuffient....................3 Insuffient....................4 Adequate....................6	
Q1102	Child's Mid Urine Iodine Concentration (MUIC) in µg /L'		µg /L'	
Q1103	Child's haemoglobin level	' mg/dl'		
Q1104	Height in cm	' cm '		
Q1105	Weight in kg	' Kg '		
Q1106	WFH-Z-score	' '		
Q1107	HFA: Z-score	' '		
Q1108	MUAC in cm	' '		
Q1109	Iodine supplementation	Iodine 60–100 µg/day	Yes	No
Q1110	Iron supplementation	12.5 mg + 50 µg folic	Yes	No
Q1111	Iron supplementation	20-30 mg (24-59 Momths)	Yes	No

Agradecer à mãe/acolhedora da criança

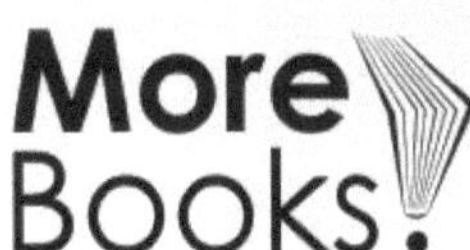

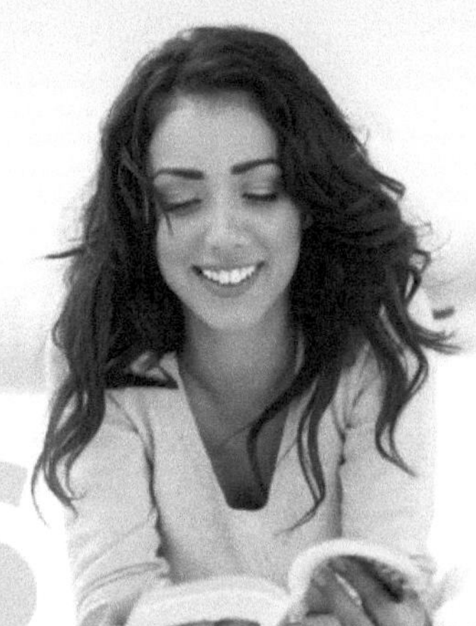

yes
I want morebooks!

Buy your books fast and straightforward online - at one of world's fastest growing online book stores! Environmentally sound due to Print-on-Demand technologies.

Buy your books online at
www.morebooks.shop

Compre os seus livros mais rápido e diretamente na internet, em uma das livrarias on-line com o maior crescimento no mundo! Produção que protege o meio ambiente através das tecnologias de impressão sob demanda.

Compre os seus livros on-line em
www.morebooks.shop

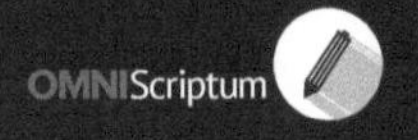

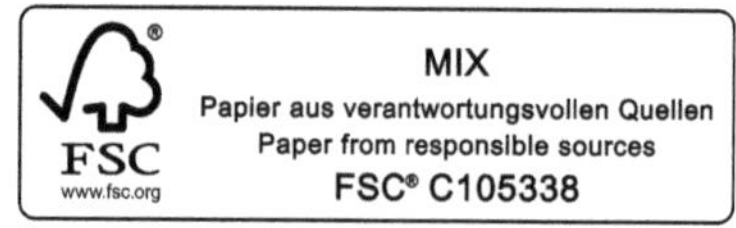

Printed by Books on Demand GmbH, Norderstedt / Germany